NOTICE ABRÉGÉE

SUR LES

EAUX ACIDULES GAZEUSES

D'ANTOGAST

DANS LA VALLÉE DE LA RENCH

(GRAND-DUCHÉ DE BADE)

AVEC

la nouvelle analyse de M. le professeur BUNSEN

PAR

LE Dr AIMÉ ROBERT

Rédacteur en chef de la *Revue d'hydrologie médicale.*

Deuxième édition.

STRASBOURG

TYPOGRAPHIE DE G. SILBERMANN

1864

La deuxième édition est sous presse.

GUIDE

DU

MÉDECIN ET DU TOURISTE

AUX

bains de la vallée du Rhin, de la Forêt-Noire et des Vosges

comprenant les eaux des départements du Haut et du Bas-Rhin, du grand-duché de Bade, des Vosges et des bains de Luxeuil (Haute-Saône), avec plusieurs analyses inédites de M. BUNSEN, professeur de chimie à l'Université de Heidelberg; par le docteur AIMÉ ROBERT, rédacteur en chef de la *Revue d'hydrologie médicale française et étrangère*, médecin-adjoint des prisons civiles de Strasbourg; ouvrage honoré des souscriptions du Ministre du commerce et de l'agriculture et du Conseil général du Bas-Rhin.

NOTICE ABRÉGÉE

SUR LES

EAUX ACIDULES GAZEUSES

D'ANTOGAST

DANS LA VALLÉE DE LA RENCH

(GRAND-DUCHÉ DE BADE)

AVEC

la nouvelle analyse de M. le professeur BUNSEN

PAR

LE Dr AIMÉ ROBERT

Rédacteur en chef de la *Revue d'hydrologie médicale.*

—

Deuxième édition

—

STRASBOURG

TYPOGRAPHIE DE G. SILBERMANN

1864

AVANT-PROPOS.

Le but de ce petit travail est d'attirer l'attention des médecins français sur l'eau et les bains d'Antogast, remarquables autant par leurs vertus thérapeutiques que par leur position pittoresque.

Ces bains, qui depuis des siècles sont en honneur en Alsace et en Allemagne, sont à peine connus au delà des Vosges, et cependant il est peu d'eaux minérales gazeuses alcalines et ferrugineuses qui méritent autant l'attention des praticiens. Mais actuellement que les chemins de fer ont rapproché les distances, Antogast n'est plus qu'à quelques lieues des Vosges et à une journée de Paris. Aussi sommes-nous persuadé que, dans un avenir peu éloigné, Antogast deviendra un des bains les plus fréquentés de la vallée du Rhin, surtout lorsque nos confrères de l'intérieur de la France auront pu constater les effets vraiment remarquables de l'eau qui nous occupe. Je m'estimerai heureux si j'ai pu atteindre le but que je me suis proposé en faisant connaître une des sources les plus précieuses dans le traitement des nombreuses formes des maladies anémiques et des affections de l'appareil digestif.

Depuis la première édition de ce petit travail, publiée en 1856, de nombreuses améliorations ont été faites à Antogast, tant au point de vue du traitement balnéaire qu'à celui de l'agrément des baigneurs.

Dr A. ROBERT.

NOTICE ABRÉGÉE

EAUX ACIDULES GAZEUSES

D'ANTOGAST.

CHAPITRE PREMIER.

TOPOGRAPHIE. — GÉOLOGIE. — CLIMATO-
LOGIE. — DESCRIPTION DE L'ÉTABLIS-
SEMENT.

Les bains d'Antogast se trouvent situés dans la vallée de la Rench, à 480
mètres au-dessus du niveau de la mer,
au fond d'un petit vallon latéral, appelé
vallée de la Maisach, qui commence
derrière la petite ville d'Oppenau, se
continue pendant une heure à travers
d'audacieux murs de granit et de pro-
fonds précipices, au fond desquels roule

avec fracas l'impétueux torrent de la Maisach, et se termine, derrière l'établissement des bains, aux pieds du Kniebis, une des plus hautes et des plus majestueuses montagnes de la Forêt-Noire, et qui sépare le duché de Bade du royaume de Wurtemberg.

Les flancs de la vallée sont bordés de vastes prairies alternant avec des champs bien cultivés; çà et là de pittoresques chalets apparaissent hardiment placés sur les flancs des montagnes, et donnent à ce charmant paysage un aspect enchanteur, qui rappelle en même temps les sites les plus sauvages et les plus pittoresques de la Suisse. Le sommet des montagnes est couvert de vigoureuses forêts de hêtres et de sapins. Une route soigneusement entretenue vous conduit jusqu'à l'établissement des bains.

Antogast est situé à une lieue et demie de Petersthal et de Griesbach, à deux lieues de Rippoldsau, à trois lieues de la petite ville d'Oberkirch et à cinq lieues d'Appenweyer, où se trouve la station du chemin de fer.

Les montagnes qui bordent la vallée de la Meisach s'élèvent en pente assez raide ; elles sont formées de gneiss reposant sur des roches granitiques, c'est du fond de la vallée que les eaux minérales jaillissent des fissures du gneiss, dont les sillons, à cette profondeur, ont conservé une direction presque horizontale.

Climatologie. Bien qu'Antogast soit à 480 mètres au-dessus du niveau de la mer, la température y est très-douce, et on n'y remarque pas ces changements brusques de température qui s'observent dans la plaine et dans d'autres vallées de la Forêt-Noire ouvertes à des courants d'air. Cette heureuse circonstance, d'un si grand intérêt pour les malades, dépend de ce que le Kniebis ferme complétement la vallée et la garantit des vents ; ensuite les magnifiques forêts qui couvrent les montagnes brisent l'impétuosité des vents, permettent à la pluie de s'écouler lentement et contribuent par là à donner à cette vallée une température qu'on ne soupçonnerait pas dans une position si élevée ; aussi voyons-nous les plantes des climats doux prospérer à côté des plantes alpestres. En été, il y fait quelquefois très-chaud, mais la chaleur dans ces montagnes n'est pas lourde et accablante comme dans la plaine; elle est tempérée par les brises embaumées des forêts et par le mouvement continuel et rapide des torrents et des cascades. Ainsi sur le Breitenberg, haute montagne qui se trouve à 210 mètres au-dessus d'Antogast, le thermomètre Réaumur marque souvent 27°, sans que cette chaleur soit désagréable.

Les nuits ne sont pas froides et les orages y sont excessivement rares, chose qui m'a beaucoup surpris, mais qui est constatée par les météorologistes. Quelques heures après la pluie, les routes et les promenades sont aussi sèches qu'avant, ce qui permet aux baigneurs de faire des excursions presque par tous les temps.

L'établissement des bains est situé, comme nous l'avons déjà dit, au pied même du Kniebis et abrité des vents. Les habitations consistent en une maison à trois étages, bâtie irrégulièrement dans le style du pays; c'est la maison de bains proprement dite; elle communique à une salle à manger assez vaste pour contenir au moins une centaine de convives, elle aboutit à la source par un chemin couvert. Les autres bâtiments, qui sont les dépendances du premier, se trouvent groupés autour de lui autant que l'étroitesse de la vallée le permet.

Cette année M. Huber, propriétaire des bains, a fait d'importantes réparations qui ont eu pour résultat des améliorations notables : ainsi les salles de bains ont été complétement réparées à neuf. Ces cabinets, situés au rez-de-chaussée, sont au nombre de vingt-cinq, assez vastes et en rapport avec leur destination. L'eau y est amenée par des tuyaux en plomb récemment établis ; on y remarque aussi des douches de toutes espèces et de différents calibres pouvant répondre à toutes les exigences.

Les chambres des baigneurs sont au nombre de soixante-treize, dont plusieurs à deux lits ; elles sont très-bien disposées, claires, spacieuses et parfaitement aérées ; enfin, le confortable se trouve associé avec une certaine simplicité rustique tout à fait en harmonie avec la majestueuse nature qui vous environne. Les lits sont très-bons et meilleurs à Antogast qu'ils ne le sont ordinairement en Allemagne ; la table est excellente, servie avec une propreté remarquable et avec abondance.

CHAPITRE II.

HISTOIRE ET DESCRIPTION DE LA SOURCE. — HISTOIRE CHIMIQUE. — PROPRIÉTÉS PHYSIQUES ET CHIMIQUES. — ANALYSE DE M. LE PROFESSEUR BUNSEN.

A quarante pieds environ au delà du bâtiment principal se trouvent les sources qui sont au nombre de trois; elles sont abritées par une toiture en bois. La plus abondante, qui sert pour les bains, est conduite dans les cabinets de bains à l'aide d'une pompe foulante. Les deux autres, source d'Antoine et source de Pierre, dont on se sert pour boire, sont placées vis-à-vis l'une de l'autre, elles sont captées dans un puits de cinq pieds de profondeur sur deux de largeur.

L'existence de ces sources remonte à une époque très-reculée, ainsi que l'indique une pierre placée sur le réservoir et portant le millésime 1607. D'après M. le professeur Heyfelder, Antogast serait le bain le plus ancien du Kniebis; bien avant Tabernæmontanus, Pictorius et Eschenreuter s'étaient déjà occupés des vertus de cette eau et en avaient obtenu les meilleurs résultats dans le traitement de nombreuses maladies.

L'abondance de ces sources est telle que la source d'Antoine donne 1500 litres d'eau par jour, celle de Pierre 1000, et qu'en outre des cinquante bains qu'on peut servir par jour, on expédie encore plus de cinq cent mille bouteilles par an, sans compter la consommation qui se fait sur place et l'eau qui se perd. Une telle richesse promet à Antogast un avenir brillant lorsque cette eau sera connue dans l'intérieur de la France, à Paris surtout, où l'eau de Seltz artificielle, cet affreux breuvage, est devenue d'un usage général, et où elle pourra être avantageusement remplacée par l'eau naturelle d'Antogast.

La Trinkhalle est une galerie couverte, en bois, de soixante pieds de longueur sur trente de largeur ; pendant les mauvais temps ou les matinées fraîches, elle sert de promenade aux buveurs.

La température de la source de Pierre est de + 7° R.; elle est d'une limpidité parfaite ; à l'instant où on la puise, une très-grande quantité de petites bulles d'acide carbonique s'échappent du verre en pétillant. Elle a une saveur acidule très-prononcée, avec un léger goût ferrugineux, et n'a aucune odeur. Lorsqu'elle reste exposée pendant quelque temps à l'air, elle se trouble légèrement, et le fer dissous dans l'acide carbonique se dépose au fond du verre sous forme de poussière rougeâtre.

Voici la nouvelle analyse de l'eau d'Antogast faite par l'illustre chimiste de Heidelberg, M. le professeur Bunsen :

Analyse de M. le professeur Bunsen.

TRINKQUELLE (source de Pierre).

Un kilogr. d'eau de cette source contient :

	Grammes.
Bicarbonate de chaux	0,856401
Bicarbonate de magnésie	0,535418
Bicarb. de protoxide de fer	0,046414

	Grammes.
Bicarbonate de soude	0,648555
Chlorure de sodium	0,045926
Sulfate de soude	0,729527
Sulfate de potasse	0,074070
Phosphate de soude	0,000930
Alumine . . . . , . .	0,008340
Silice	0,056855
Acide carbonique libre	1,813820

Traces de carbonate de manganèse,
   d'acide crénique et de crénates.
Traces très-faibles d'arsenic.

————————

4,816256

D'après les analyses de M. le professeur Bunsen un litre d'eau d'Antogast renferme :

Acide carbonique libre . . . . . { Source dés bains 99 centilitres.
{ Source de Pierre 92 »

La source de Pierre contient : 65 centigrammes de bicarbonate de soude, tandis que l'eau de Griesbach ne contient pas un atome de ce sel et que Petersthal en contient dix fois moins. On voit par le simple rapprochement qu'Antogast est une eau éminemment alcaline qui se rapproche beaucoup de celle de Vichy. C'est donc un avantage marqué que présente Antogast sur toutes les autres sources de la vallée de la Rench, et qui la recommande spécialement dans les maladies des voies digestives et calculeuses.

La classification d'une eau minérale s'établit d'après les principes minéralisateurs qu'elle contient, d'après l'importance de leur action pharmaco-dynamique et enfin par la richesse plus ou moins grande de ces substances.

L'acide carbonique libre (99 centilitres dans un litre) qu'elle renferme, sans compter celui qui existe à différents états de combinaisons, la place parmi les eaux minérales acidules gazeuses ; la soude qu'elle contient en quantité assez notable, lui assigne un rang important parmi les eaux alcalines ; enfin, le carbonate ferreux qui s'y trouve en fait une eau ferrugineuse, qui doit être d'autant plus indiquée qu'elle est bien mieux supportée que beaucoup d'autres eaux analogues.

Nous ne parlerons pas des traces de manganèse et d'arsenic révélés par l'analyse de M. Bunsen, bien que ces substances, par leurs combinaisons, doivent former des sels dont l'action peut être d'une grande importance dans le traitement de certaines maladies.

CHAPITRE III.

ACTION MÉDICALE DE L'EAU D'ANTOGAST.

Nous envisagerons l'action de l'eau d'Antogast seulement au point de vue de ses trois principaux éléments, c'est-à-dire comme eau gazeuse alcaline et ferrugineuse. Nous examinerons ensuite quels sont les avantages qu'on peut retirer au point de vue thérapeutique de l'association de ces trois éléments.

ACIDE CARBONIQUE. L'action de l'acide carbonique ingéré dans l'estomac est presque aussi rapide que celle des alcooliques ; ce gaz produit même une sorte d'ivresse. Son action la plus immédiate a lieu sur le cerveau; cette excitation rapide et passagère peut donc être utilisée dans un grand nombre de cas. L'estomac est ensuite l'organe sur lequel l'acide carbonique a une action presque aussi rapide. Personne n'ignore avec quelle facilité on arrête certains vomissements nerveux avec la potion de Rivière ou même simplement avec une bouteille d'eau gazeuse. Nous ne discuterons aucune théorie ; mais, en nous renfermant exclusivement dans les faits, nous dirons que le gaz acide carbonique est un puissant stimulant du système encéphalique rachidien, que comme tel il est un puissant auxiliaire dans une foule d'affections nerveuses spasmodiques, hystérie, hypochondrie etc.

ALCALIS ET EN PARTICULIER DU BICARBONATE DE SOUDE. Longtemps on a confondu la soude et la potasse en raison de l'analogie de leurs propriétés physiques et chimiques, nous pouvons dire que cette ressemblance s'étend même presque jusqu'à leurs effets physiologiques. Pour l'usage externe, bains, lotions, on peut se servir indistinctement de l'une ou de l'autre, mais il n'en est pas de même lorsqu'il s'agit d'administrer les alcalis à l'intérieur. Dans ce cas, il faut préférer les sels de soude, et, outre les idées physiologiques qui doivent lui faire accorder la préférence, ils sont beaucoup mieux supportés que ceux de potasse. Tous les alcalis ont une action dissolvante sur l'organisme, mais surtout le carbonate de soude.

L'élimination de ce sel est tellement rapide que quelques minutes après son ingestion les urines deviennent alcalines. C'est ce qui arrive aussi lorsqu'on a bu quelques verres d'eau d'Antogast. Dans le cas d'acidité des premières voies, le carbonate de soude agit avec rapidité en neutralisant les acides contenus dans ce viscère. Ainsi, l'eau qui nous occupe sera non-seulement indiquée comme eau alcaline dans le traitement de la gravelle, des calculs urinaires, de la goutte, mais encore dans les affections nerveuses de l'estomac caractérisées par des gastralgies, des flatuosités et des digestions difficiles. A l'extérieur, c'est-à-dire en bains, lotions, la soude ramollit l'épiderme, modifie profondément la peau dans une foule d'altérations pathologiques de cet organe. L'eau d'Antogast pourra donc être employée à l'intérieur et en bains dans toutes les maladies cutanées, dartres, prurigo etc.

FER. Le fer est bien certainement le corps le plus précieux en thérapeutique, celui dont l'action est la mieux connue. Il est peu de médicaments qui aient joui d'une réputation aussi méritée depuis la plus haute antiquité jusqu'à nos jours; aucune théorie n'est parvenue à proscrire sérieusement ce métal précieux de la thérapeutique. Mais, il faut aussi le dire, il est peu de médicaments dont l'action soit aussi certaine et qui, dans les mains d'un praticien habile, rende autant de services à l'humanité. La nature prévoyante nous offre dans les eaux minérales ferrugineuses le fer sous sa forme la plus assimilable et la plus favorable à l'organisme. Aussi, tandis que l'art s'évertue à produire le fer sous mille formes ingénieuses pour qu'il soit mieux supporté par les voies digestives, la nature nous montre dans les eaux minérales l'état de combinaison sous lequel ce puissant modificateur de l'organisme produit les résultats les plus durables et les plus rapides. Combien, en effet, de jeunes filles chlorotiques s'en reviennent avec le coloris de la santé après avoir passé seulement quelques semaines dans un bain ferrugineux! Nous ne nous perdrons pas dans des discussions théoriques pour expliquer par quel mécanisme le fer répare la vie jusque dans ses sources les plus intimes, par quel procédé physiologique le nombre des globules sanguins augmente rapidement sous l'influence de ce métal, comment le sang récupère rapidement le cruor et le fer qu'il avait perdus. Ce qui est évident pour tout le monde et n'est contesté par personne, c'est que son action est héroïque dans toutes les affections où il y a diminution des globules du sang, dans la chlorose, toutes les anémies, quelles que soient leurs causes; il importe peu que ce soit un spécifique ou un reconstitutif, ce qui importe, c'est de savoir que son action est héroïque, rapide et certaine.

Quelques jours après son emploi à l'état de santé, on éprouve une sensation de pléthore, bourdonnement d'oreilles, céphalalgie, injection des yeux etc. Son action est moins appréciable sur les organes digestifs; on éprouve quelquefois un peu de pesanteur à l'estomac, de la diarrhée ou de la constipation. Les selles deviennent noires. Les règles ne sont ni avancées ni retardées, mais elles deviennent plus régulières; le sang n'est pas plus abondant, mais il contient plus de cruor, il est plus épais et plus foncé.

A l'extérieur, le fer agit comme un

puissant astringent, et les bains ferrugineux modifient favorablement certains ulcères atoniques, rebelles aux autres traitements.

C'est à l'état soluble que le fer agit le plus sûrement, c'est donc sous la forme d'eaux minérales qu'il doit être employé si on veut suivre la voie de la nature.

CHAPITRE IV.

ACTION SPÉCIALE. — INDICATIONS ET CONTRE-INDICATIONS DE L'EAU D'ANTOGAST.

Lorsqu'on boit l'eau d'Antogast, la première impression est un sentiment de fraîcheur qui s'étend aux papilles de la langue et sur toute la surface de la muqueuse de la bouche. A peine ingérée, elle détermine une certaine chaleur à l'épigastre et une sensation agréable qui se communique rapidement à tout l'organisme. Les urines deviennent très-abondantes et alcalines. Cette eau peut offrir un grand nombre de boissons variées qui trouvent leur indication dans plusieurs maladies ; ainsi, mélangée au sirop de framboises, elle constitue une boisson très-agréable qui peut être utilement employée dans les fièvres graves et dans les affections typhoïdes ; dans ce cas elle stimule doucement les glandes salivaires et fait ceésser la sécheresse de la langue. Mélangée au lait, elle peut parfaitement remplacer l'eau de Selters avec laquelle elle a de nombreux points de ressemblance par les sels de soude et [le sel de cuisine qu'elle contient. Mélangée au vin, elle est encore employée avec avantage, soit comme boisson de luxe, soit comme médicament dans les cas de digestion difficile et dans les nombreuses névroses de l'estomac.

D'après l'analyse des eaux d'Antogast et d'après ce que nous avons dit plus haut, on peut voir déjà quelles sont les affections qui réclameront son usage. C'est surtout comme eau alcaline gazeuse et ferrugineuse qu'elle devra être employée. Cette eau est avant tout excitante par l'acide carbonique et le fer qeu'elle contient, mais cette excitation est tempérée par la soude qu'elle renferme en très-grande proportion. En effet, c'est principalement cette substance qui distingue Antogast des autres sources de la Rench et qui la rapproche le plus de l'eau de Vichy avec laquelle elle a tant d'analogie. Elle agit aussi comme reconstitutive par le carbonate de protoxyde de fer et les traces de manganèse qu'elle renferme; on sait quel rôle important jouent ces deux corps dans la composition du sang. Les sels de chaux, de sodium, les traces d'alumine et d'arsenic sont des substances dont l'action altérante, quoique secondaire, doit être cependant prise en considération.

Maladies de l'appareil digestif. Il est peu d'organes qui soient la source d'autant de maladies que ceux de la digestion et de l'assimilation. Aussi les maladies de l'estomac et des intestins sont-elles très-nombreuses, et les troubles qu'elles occasionnent dans toute l'économie retentissent-ils d'une manière fâcheuse sur l'organisme.

Dyspepsie. — Gastralgie. — Pyrosis. — Boulimie. Ces troubles nerveux de l'estomac sont caractérisés par des digestions difficiles, avec douleur à l'épigastre, ballonnement de ce viscère, renvois inodores, quelquefois même acides et nidoreux ; d'autres fois les malades éprouvent des constipations opiniâtres, enfin ces phénomènes réagissent presque toujours sur le cerveau et provoquent chez les malades des accès de mélancolie et d'hypochondrie, plongeant les malheureux qui en sont atteints dans un état voisin du désespoir. Les veilles, les excès de tous genres, l'oisiveté, la satiété des plasirs, les déceptions sont les causes les plus ordinaires de cet état qui se reproduit chez chaque individu sous une forme différente, suivant son tempérament et sa sensibilité spéciale.

Dans ces affections, qu'elles dépendent d'un embarras gastrique ou d'une innervation incomplète ou exagérée, les eaux acidules d'Antogast produisent des résultats heureux. L'action immédiate de l'eau acidule est d'exciter légèrement la membrane muqueuse de l'estomac, tout en produisant, par son action excitante sur la contractilité, des mouvements péristaltiques qui font souvent cesser des obstructions rebelles. Quelques verres d'eau minérale suffisent le

plus souvent pour calmer immédiate-
ment cet état spasmodique, et les digestions se régularisent rapidement sous
l'influence d'un traitement suivi aux
eaux d'Antogast.

ENGORGEMENT DU FOIE ET DE LA RATE.
— CALCULS BILIAIRES. — JAUNISSE. Par
les sels de soude et de potasse qu'elles
contiennent, les eaux d'Antogast agis-
sent d'une manière résolutive dans les
engorgements du foie, en augmen-
tant la sécrétion biliaire. Le fer, par
son action tonique, diminuera le ca-
libre des canaux du foie et empêchera
les stases du sang dans cet organe, en
stimulant le mouvement intestinal et la
circulation. Si, comme le prétendent
certains physiologistes, les sels de
soude ont la propriété de rendre le sang
plus liquide, cette circonstance rendra
encore la circulation abdominale plus
facile.

Les calculs biliaires se séparent faci-
lement par l'action dissolvante du carbonate de soude sur le mucus qui leur
sert de ciment; ceux qui sont formés
par la matière verte ou jaune de la bile
unie à du mucus concret se trouveront

rapidement dissous. Quant aux calculs qui sont composés d'autres éléments chimiques, ils seront plus lentement modifiés, il est vrai.

CHLOROSE (PALES COULEURS). — ANHÉMIE. — AMÉNORRHÉE (SUPPRESSION DES RÈGLES). — DYSMÉNORRHÉE (MENSTRUATION DIFFICILE). Les jeunes personnes au teint décoloré, avec bouffissure de la face, éprouvent des symptômes assez graves : palpitations de cœur, essoufflement provoqué par le moindre mouvement un peu rapide, syncopes fréquentes, crampes d'estomac, névralgies de toutes espèces. L'ensemble de ces symptômes constitue la chlorose. Cette affection entraîne avec elle l'anémie, l'irrégularité et la suppression des règles avec tout le cortége des troubles nerveux qui en sont la suite, hystérie, douleurs utérines etc. Ainsi que nous l'avons dit plus haut, le fer est le médicament héroïque dans ces affections; aussi l'eau d'Antogast fait-elle merveille dans les cas que nous venons d'indiquer, lorsqu'elle est combinée avec un régime tonique et surtout animal. L'eau d'Antogast a un avantage sur les autres sources de la vallée de la Rench, c'est qu'elle est plus alcaline. Heyfelder attache beaucoup d'importance à la grande quantité de soude qu'elle contient. Cette circonstance doit la faire recommander de préférence aux personnes délicates, nerveuses, qui supporteraient plus difficilement l'eau de Griesbach, Petersthal et Schwalbach, dont la digestion est quelquefois difficile. Les névralgies faciales dépendant d'un état chlorotique, se guérissent aussi très-bien à Antogast lorsque le sang a été suffisamment modifié.

STÉRILITÉ. — MALADIES DU SYSTÈME UTÉRIN. — LEUCORRHÉE. D'après l'action excitante du fer sur la matrice, on comprendra de suite les avantages qu'on peut tirer de l'eau d'Antogast dans les cas de stérilité dépendant d'un état d'atonie des organes reproducteurs. C'est dans ces cas qu'elle doit être employée sous toutes les formes, en bains, en boissons et en douches ascendantes. Dans la prédisposition aux avortements, dans les descentes plus ou moins complètes de la matrice, cette eau agira d'une manière très-favorable par son action générale tonique sur tout l'organisme.

Les écoulements blancs (leucorrhée) cèdent rapidement sous l'influence de l'action tonique et astringente de l'eau d'Antogast prise en bains et en injections ou en douches ascendantes. Quand on l'administre de cette manière, les ulcérations légères du col ne dépendant pas d'une affection cancéreuse, se modifient aussi d'une manière favorable.

L'eau d'Antogast est tous les jours employée avec succès dans les affections si variées du système nerveux, et dans toutes les aberrations de la sensibilité morale : tristesse, vapeurs, hypochondrie etc. Dans les scrofules, en raison de l'action fondante des alcalis sur tous les organes glanduleux, engorgements des glandes du col et du mésentère. Dans le rachitisme elle agit comme reconstitutive du système osseux par les sels de chaux qu'elle contient.

Dans le phthisie, au premier et même au second degré, elle agit d'une manière très-active comme eau alcaline ; elle opère la résolution des tubercules en excitant les fonctions de l'absorption. Ensuite, le fer qu'elle contient n'est-il pas encore un des remèdes les moins infidèles dans le traitement de cette terrible maladie, et n'ordonnons-nous pas tous les jours les ferrugineux seuls ou associés à l'iode, l'iodure de fer etc. ? Dans la goutte elle agira aussi d'une manière très-favorable. Enfin, elle est indiquée dans toutes les hydropisies par sa vertu diurétique et par son action sur l'absorption.

CHAPITRE V.

MODE D'ADMINISTRATION DE L'EAU D'ANTOGAST. — HYGIÈNE DES BAIGNEURS.

L'eau d'Antogast s'emploie en boissons, en bains et en douches. On la boit ordinairement le matin à la source, avant le déjeuner ; il faut avoir soin de n'en boire qu'un verre à la fois et d'attendre pour en prendre un second que le premier ait passé ; on va graduellement de deux à six et même à huit verres. Dans l'intervalle de chaque verre, les buveurs doivent se promener, soit sous la halle s'il fait mauvais temps, soit dans les environs de la source. Les personnes qui ne supporteraient pas l'eau froide le matin pourront la mélanger avec un peu de lait chaud; mais dans certains états atoniques de l'estomac, la basse température de cette eau est une circonstance favorable.

Après avoir bu l'eau, on doit faire une petite promenade pour établir la réaction et déjeuner ensuite. Les baigneurs trop malades pour se lever de bonne heure boiront leur eau au lit, mais il faut qu'elle soit apportée dans une bouteille bien bouchée. Les personnes constipées peuvent prendre quelques grammes de sel de Carlsbad dans le premier verre d'eau. Celles auxquelles le petit-lait est indiqué en trouveront tous les jours de préparé à l'établissement; le lait de chèvres est celui auquel on donne ordinairement la préférence; les pâturages aromatiques des montagnes lui donnent une qualité supérieure. Le bain se prend ordinairement avant déjeuner; quelques personnes se baignent seulement avant le dîner; aux repas les malades feront bien de boire de l'eau d'Antogast coupée avec de bon vin.

Les baigneurs s'habilleront chaude-

ment le matin et le soir, ils éviteront
les excès de tous genres, tout en se nour-
rissant bien ; les excursions et la nour-
riture doivent être en rapport avec les
forces des malades. Avant tout, les
baigneurs doivent autant que possible
oublier leurs affaires, chasser les sou-
cis, et ne s'occuper que du rétablisse-
mont de la santé, enfin suivre en tout
les préceptes d'Alibert : « quand vous
« arrivez aux eaux minérales, faites
« comme si vous entriez dans le temple
« d'Esculape ; laissez à la porte toutes
« les passions qui ont agité votre âme,
« toutes les affaires qui ont si longtemps
« tourmenté votre vie. »

CHAPITRE VI.

ENVIRONS D'ANTOGAST. — EXCURSIONS.

Le voyage de Strasbourg à Antogast
est une excursion charmante. En pre-
nant le chemin de fer de Kehl, on arrive en quelques minutes à la station
d'Appenweier. Là se déroule devant
vous un magnifique panorama dont le
fond est formé par les premiers plateaux

de la Forêt-Noire; des champs bien cultivés, des prairies arrosées par la Rench, de nombreux villages animent cette plaine fertile et donnent à tout ce paysage un air de bonheur. Derrière Appenweier commence la pittoresque vallée de la Rench, renommée par sa richesse et ses vins qui ne le cèdent ni en finesse ni en chaleur aux meilleurs crus du Rhin, surtout le Klingelberg, remarquable par son bouquet.

La petite ville d'Oberkirch, qui se trouve à l'entrée de la vallée, était autrefois le chef-lieu de l'ancien bailliage épiscopal de Strasbourg; rien de plus coquet que sa position au milieu de montagnes pittoresques, plantées de charmants vignobles et dont les sommets sont couronnés de vigoureuses forêts.

On arrive ensuite au village de Lautenbach, où se trouve une charmante église gothique du milieu du quinzième siècle, ornée de très-beaux vitraux peints. La vallée va toujours en se rétrécissant jusqu'à Oppenau; là on quitte la poste, qui va jusqu'à Griesbach en passant par Freiersbach et Petersthal. Une voiture de l'établissement vous conduit jusqu'aux bains d'Antogast en traversant la romantique vallée de la Maisach.

Ainsi que nous l'avons déjà dit, le cachet de cette vallée est sauvage et romantique ; des prairies traversées par des ruisseaux bruyants qui se jettent dans le torrent de la Maisach, donnent à cette partie de la vallée une vie qui contraste avec les sombres forêts dont les cimes des montagnes sont couverts. Les environs des bains répondent à l'idée qu'on a pu s'en faire en traversant la vallée de la Maisach ; les promenades sont très-pittoresques, les sentiers et les routes sont parfaitement entretenus ; partout où l'art a pu intervenir on a rendu aussi douces que possibles les pentes qui vous conduisent à des points de vue remarquablement beaux. Les malades qui ne peuvent faire de grandes excursions trouvent, en sortant de l'établissement des buts de promenades peu éloignés, tandis que les baigneurs mieux portants peuvent varier leurs excursions et visiter les points les plus curieux de la Forêt-Noire, Antogast se trouvant placé au centre des sites les plus pittoresques de cette contrée.

L'excursion du Kniebis est une des plus intéressantes. Cette montagne, qu'on commence à gravir en sortant de l'établissement, a 903 mètres de hauteur; on peut y aller à pied ou en voiture par une magnifique route qui relie te duché de Bade au Wurtemberg. On est bien dédommagé des fatigues qu'on a éprouvées si on y est monté à pied, par la vue magnifique dont on jouit du sommet de cette montagne; on domine la Forêt-Noire, le Wurtemberg, plus loin on aperçoit les Vosges et les Alpes. Sur le large plateau qui termine le Kniebis, se trouvent les restes du fort Alexandre, élevé en 1734 par le duc Alexandre de Wurtemberg; le fort des Souabes se trouve à trois quarts de lieue plus loin sur le Rossbühl, enfin à quelques centaines de pas plus loin on remarque la redoute des Suédois construite pendant la guerre de Trente ans. Autrefois un couvent se trouvait au sommet du Kniebis. Le Breitenberg, haute montagne, à 210 mètres au-dessus d'Antogast, sépare ce bain de celui de Griesbach; un chemin à mi-côte vous conduit insensiblement au sommet; là on trouve plusieurs chalets remarquables autant par leur position élevée que par leur construction originale; d'honnêtes fermiers, vivant de leur industrie et de leurs nombreux troupeaux, habitent ces hautes solitudes pendant toute l'année, et restent six ou sept mois au milieu des neiges sans aucune communication avec les vallées. Malgré cet isolement, le caractère de ces braves montagnards est hospitalier, et leur accueil très-cordial. Arrivé à ces fermes, on est à moitié chemin de Griesbach, où l'on descend par un chemin très-pittoresque. Pour revenir à Antogast, on peut prendre une autre route en montant le Kirschberg; de cette hauteur on aperçoit toute la plaine du Rhin, la cathédrale de Strasbourg et les Vosges.

ALLERHEILIGEN. Les cascades d'Allerheiligen, dans la sauvage vallée du Lierbach, sont bien certainement un des points les plus beaux de la Forêt-Noire; mais pour peindre dignement cette nature si majestueuse et si accidentée, il faudrait, non la plume d'un médecin, mais celle d'un poëte. Les ruines du couvent d'Allerheiligen sont situées dans

une vallée tellement agreste et sauvage
qu'on n'y soupçonnerait jamais l'existence d'un monument aussi remarquable. D'après ces restes imposants
on peut juger de ce qu'était autrefois
cette célèbre abbaye, fondée par la com-
tesse Uta de Schauenburg, fille du
riche comte Palatin Godefroi de Calw et
de la belle Luitgarde de Zæhringen.

Pour peindre l'impression qu'ou
éprouve à la vue de ces magnifiques
cascades, je ne puis mieux faire que de
laisser parler M. Eugène Guinot[1] :

« Les ruines d'Allerheiligen sont si-
« tuées dans une espèce de puits formé
« par une enceinte de hautes montagnes,
« et quand on est descendu jusque-là
« rien n'est plus étrange que de se trou-
« ver au sommet d'une immense chute
« d'eau qui semble s'engouffrer dans
« les entrailles de la terre.

« A quelques pas du couvent est une
« terrasse qui domine les cascades; de
» là le regard plonge dans l'abîme écu-
» mant dont il ne peut mesurer la pro-
« fondeur. Pour contempler le spectacle

[1] *Un été à Bade*, par Eugène Guinot.

« dans la majesté de son ensemble et
« dans la poésie de ses détails, il faut
« suivre le cours du torrent, qui tantôt
« verse ses ondes déroulées comme une
« nappe de cristal, et tantôt s'élance,
« tombe et se brise avec fracas aux
« angles des rochers. Un étroit passage
« est pratiqué tout le long des cascades :
« ici, c'est un sentier frayé sur la terre
« humide ou sur la pierre glissante ; là,
« c'est un escalier taillé dans le roc ;
« plus loin, vous passez sur un pont
« fragile ou sur un tronc d'arbre velouté
« de mousse ; aux endroits où la roche
« est coupée à pic, on descend par de
« longues échelles qui donnent aux cu-
« rieux timides l'émotion d'un péril ima-
« ginaire. Mais quel danger ne brave-
« rait-on pas pour admirer ces tableaux,
« pleins d'un charme saisissant et d'un
« irrésistible attrait ! »

Il faut deux heures d'Oppenau pour
arriver par la vallée de Lierbach aux
cascades en passant par le petit bain de
Rothwasser.

Depuis Antogast on peut aussi faire
l'excursion au Mummelsée (*lacus mira-
bilis*), au pied des Hornisgründe, mon-

tagne de 1083 mètres d'élévation. Ce lac a 690 mètres de circonférence; une foule de légendes, toutes plus tragiques les unes que les autres, se rattachent à ce lac, placé dans une solitude effrayante, et tout à fait en harmonie avec ces contes populaires.

La saison des bains s'ouvre ordinairement le 1er juin et se prolonge souvent jusqu'à la fin de septembre; car on sait que, dans la vallée du Rhin, l'automne est la saison la plus belle et la moins variable.

Succursale de la Compagnie fermière de

VICHY
à Strasbourg

Dépôt général et exclusif pour toute la France de

L'EAU ACIDULE GAZEUSE
D'ANTOGAST

GRAND-DUCHÉ DE BADE

Cette eau placée au premier rang des eaux de table les plus agréables et les plus bienfaisantes, s'emploie aussi avec succès dans les maladies de l'estomac et du tube digestif, dans les digestions difficiles, les flatuosités, et aussi dans toutes les affections où il s'agit de stimuler doucement l'organisme,

PRIX A STRASBOURG :

Le grand cruchon . .   30 centimes.
Le petit cruchon . . . 20   »

La succursale de la Compagnie fer-

mière de Vichy reprend les cruchons
vides d'Antogast, savoir :
Le grand cruchon à . . 15 centimes.
Le petit cruchon à . . 10   »

Des eaux apocryphes ayant été ven-
dues au public comme eau d'Antogast,
le propriétaire de ces sources a cru de-
voir adopter les timbres ci-dessous pour
donner toute garantie aux consomma-
teurs.

Timbre extérieur
sur le goudron.

Timbre intérieur
brulé sur le bouchon.

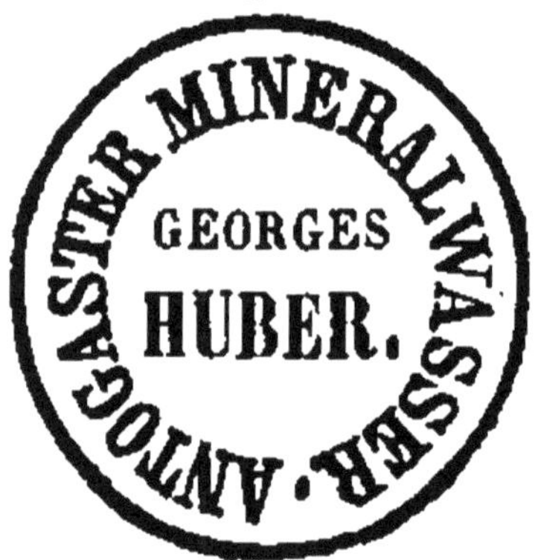

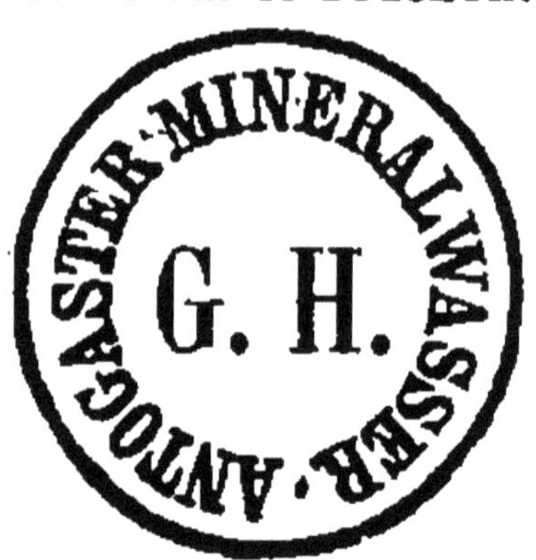

Timbre gravé dans le cruchon.

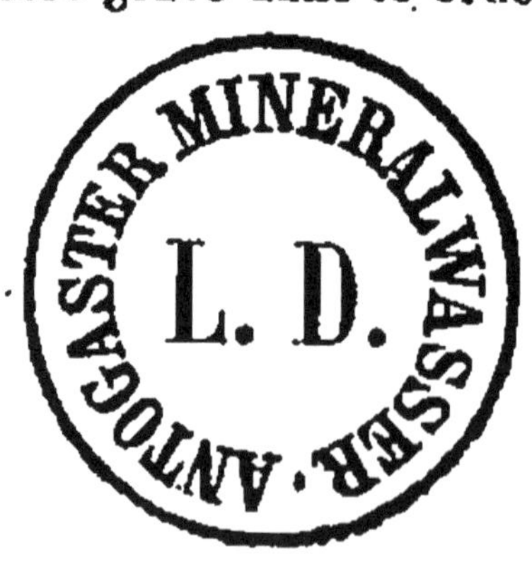

VICHY

PROPRIÉTÉ DE L'ÉTAT.

Concession de juin 1853.

Compagnie fermière de l'Établissement thermal de Vichy.

Société anonyme par décret du 27 décembre 1862.

ADMINISTRATION
22, boulevart Montmartre, à Paris.

UTILITÉ DES EAUX DE VICHY.

L'usage des Eaux minérales naturelles de Vichy est devenu presque général. L'action bienfaisante de ces Eaux se manifeste non-seulement dans les affections concernant les organes digestifs, mais dans toutes les maladies chroniques des organes abdominaux. — Ces Eaux peuvent figurer aussi sur la table des personnes bien portantes, leur usage évitant souvent les malaises de l'estomac après le repas. — C'est ce qui explique l'usage de ces Eaux minérales se propageant chez toutes les nations civilisées.

Quiconque a trouvé la santé en buvant les Eaux de Vichy aux sources mêmes, doit presque toujours en continuer l'emploi en revenant au régime habituel de la famille.

L'établissement thermal est ouvert toute l'année.

Les eaux de Vichy s'expédient par **caisses de 50 litres** ou **50 demi-litres.**

PRIX

des caisses d'Eau de Vichy

RENDUES A DOMICILE

PAR LES SUCCURSALES :

Paris { 22, boulevart Montmartre. . { 187, rue Saint-Honoré . . .		35f — c
Marseille, 9, rue Paradis.		37 50
Havre, 17, Grand-Quai		38 —
Strasboug, 37, faub. de Saverne . .		38 —
Toulouse, 7, boulevart d'Arcole . .		40 —
Nice, HUART, maison Huart.		40 —
Lyon, 5, place des Célestins.		34 —
Londres, Margaret street (R. st.) . .		50 —

Les demi-litres 2 fr. 50 c. de moins par caisse.

SOURCES

de l'établissement thermal de Vichy,

GRANDE-GRILLE, — CÉLESTINS,
HAUTERIVE, — MESDAMES, — PARC,
HÔPITAL.

Les Sels et Pastilles de l'Établissement thermal de Vichy portent le

CONTROLE DE L'ÉTAT

Établissement hydrothérapique

DE

DIVONNE

(AIN)

Quinze heures de Paris

Train direct de Paris à Genève par Mâcon

FONDÉ ET DIRIGÉ PAR

M. le Dr PAUL VIDART

(13e année)

Cure d'hiver. Bains à l'hydrofère. Bains térébenthinés.

S'adresser, pour les renseignements administratifs et prospectus, au comptable de l'établissement, et pour les renseignements médicaux, au docteur PAUL VIDART, à Divonne, par Gex (Ain).

LES
EAUX THERMALES
DE
LAMALOU DU CENTRE
(HÉRAULT)

Source Bourges

sont ferrugineuses acidules et gazeuses ; elles conviennent aux tempéraments faibles, et sont très-bonnes avec le vin, qu'elles ne décomposent pas.

Les Pastilles ferrugineuses sont préparées avec les sels naturels extraits des eaux.

S'adresser à **M. BOURGES**, *à LAMALOU DU CENTRE.*

Établissement ouvert toute l'année.

Pour se rendre à l'Etablissement thermal, qui possède un délicieux et confortable hôtel, prendre le chemin de fer à la gare de Lyon pour Béziers ; de là on se rend à Bédarieux, situé à peu de distance, et à cette gare on demande ' omnibus de la *Source Bourges.*

MAISON DE NOUVEAUTÉS

VÊTEMENTS ET ROBES CONFECTIONNÉS

HENRI CARRÉ

place Gutenberg, 1

au coin de la rue des Hallebardes

A

STRASBOURG

CHEMIN DE FER DE LYON
Trajet direct de Paris à Salins en 9 heures.

BAINS DE SALINS

JURA

Ouverture le 1er juin, fermeture le 30 septembre.

Eaux bromurées - chlorurées - sodiques. Bains, douches, hydrothérapie ; natation en eau courante ; traitement des affections du système lymphatiquc, de la scrophule, de l'anémie, de la chlorose, des rhumatismes et des paralysies.

GRAND HOTEL DE L'ÉTABLISSEMENT

SITUÉ DANS LES BAINS MÈMES

Salons de lecture et de conversation, concerts, salle de jeu, café, jardin, gymnase, table d'hôte, chambres richement décorées.

DÉPOT A STRASBOURG

des sels d'eaux de mers et eau de source
à la succursale de VICHY.

HOTEL

DE LA

COUR-DE-BADE

(BADISCHER HOF)

Situé à l'entrée de la ville et à la proximité de la station du chemin de fer, cet hôtel offre aux voyageurs et aux baigneurs l'avantage d'un vaste et élégant jardin contigu à la montagne.

Etablissement thermal complet et nouvellement aménagé d'après les récentes innovations introduites en hydrologie.

Bains d'eau minérale et d'eau de rivière. — Douches de toutes espèces. — Cabinets de bains élégants et commodes. — Vastes piscines.

Cet hôtel se recommande en outre par sa position exceptionnelle, le confortable de ses appartements, une table excellente à la française et une cave fournie des meilleurs vins de France et du Rhin.

Appartements complets pour les familles qui désirent passer la saison à Bade.

REVUE

D'HYDROLOGIE MÉDICALE

FRANÇAISE ET ÉTRANGÈRE

7e année

Directeur-fondateur et rédacteur en chef :
Docteur AIMÉ ROBERT.

Conditions de l'abonnement : Pour la France et l'Algérie, un an : 10 fr. ; pour l'étranger, le port en plus, suivant les conventions postales. Les abonnements sont d'un an. On s'abonne, à Strasbourg, pour la France, chez DERIVAUX, librairie, rue des Hallebardes, 29 ; pour l'Allemagne, chez ALEXANDRE, rue Brûlée, 5 ; à Paris, chez J. B. BAILLIÈRE, libraire, rue Hautefeuille, 19. Pour tout ce qui concerne les abonnements et les annonces, on peut aussi s'adresser à M. FISCHBACH, à l'imprimerie du journal. Le prix de l'abonnement pourra être envoyé en bons sur la poste ou en timbres-poste de 20 centimes.

Ce journal paraît deux fois par mois l'été et une fois par mois l'hiver. Les ouvrages dont il sera adressé deux exemplaires au rédacteur du journal seront annoncés. Les lettres et paquets non affranchis seront refusés.

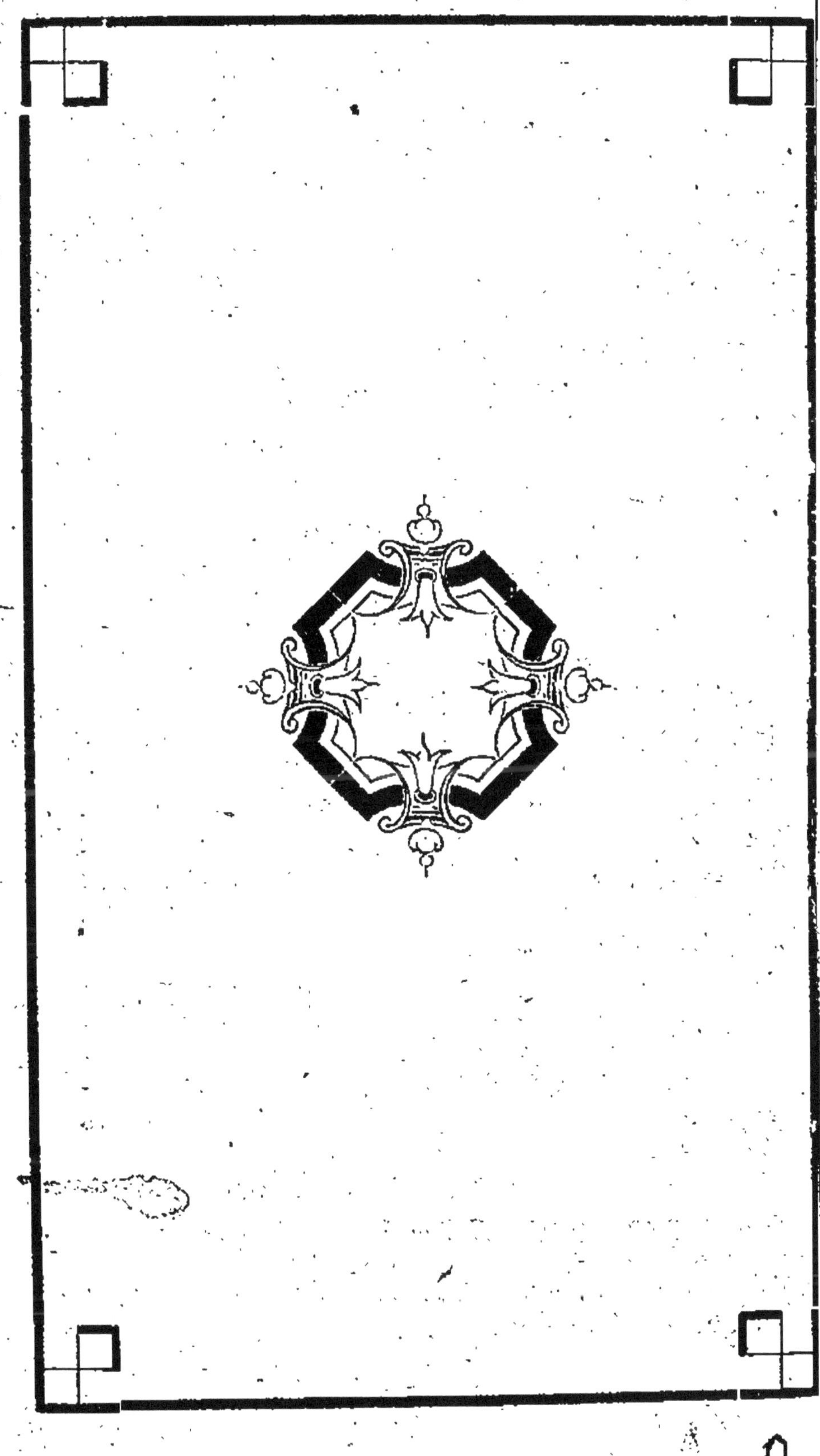

www.ingramcontent.com/pod-product-compliance
Ingram Content Group UK Ltd.
Pitfield, Milton Keynes, MK11 3LW, UK
UKHW021131140726
13695UKWH00004B/1836